PUBLICATIONS DU JOURNAL DES SCIENCES MÉDICALES DE LILLE.

ÉTUDE SUR LA RÉDUCTION

DE LA

LUXATION DU POUCE EN ARRIÈRE

AU MOYEN DES MANŒUVRES DE DOUCEUR.

PAR LE D^r Fr. GUERMONPREZ.

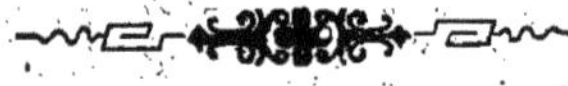

PARIS,
LIBRAIRIE J.-B. BAILLIERE ET FILS
19, RUE HAUTEFEUILLE, 19
(près du boulevard Saint-Germain)
1882.

ÉTUDE SUR LA RÉDUCTION

DE LA

LUXATION DU POUCE EN ARRIÈRE

AU MOYEN DES MANŒUVRES DE DOUCEUR.

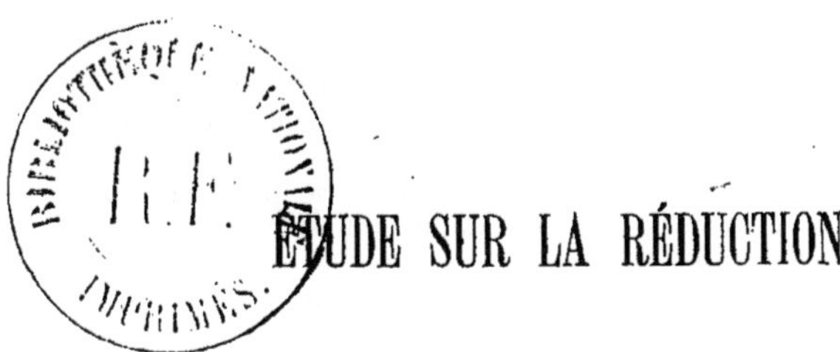

DU MÊME AUTEUR :

Sur la réparation des parties molles et du squelette dix-huit ans après la perte de tout le corps du maxillaire inférieur. (*Soc. centr. de Méd. du Nord*, sept. 1872.)

Fracture de la colonne vertébrale; réduction des fragments déplacés; retour immédiat de la sensibilité et de la motilité; guérison. (*Bull. méd. du Nord*, 1873, p. 61, et *Gaz. des hôp.* 15-17 avril 1873.)

Réduction d'une hernie crurale plusieurs heures après deux lavements d'eau de Seltz (*Gaz. des hôp.*, 16 nov. 1878).

Sur la pustule maligne en Flandre (*Journal des Sc. méd. de Lille*, fév. 1879).

Contribution à l'étude de la myosite (*Ibidem*, 1879, et Paris 1880).

Observation sur l'application de plaques métalliques sur un ulcère douloureux de la jambe (*Soc. des Sc. méd. de Lille*, 1879).

Observations sur la pourriture d'hôpital et la diphthérie pharyngienne, toutes deux mortelles et développées simultanément dans deux foyers en communication médiate (*Ibidem*).

Fractures incomplètes et incurvation des os de l'avant-bras (*Ibidem*).

Traitement des fractures des métacarpiens par l'attelle de zinc (*Ibid.* 1880).

Fracture du rocher, guérison; nouvel accident, seconde guérison (*Ibidem*).

Doigtier métallique pour le traitement des plaies des doigts (*Ibidem* et *Soc. de Chir. de Paris*, 31 déc. 1879).

Synovite tendineuse aiguë des fléchisseurs de la main; traitement sans débridement; guérison (*Soc. des Sc. méd. de Lille*, 1881).

Luxation probable du pouce en avant (*Ibidem*).

Luxation du pouce en arrière; réduction par rotation dans l'extension (*Ibid.*)

Dépression du crâne du nouveau-né (*Ibidem*).

Ankylose tardive après les fractures du coude (*Ibidem*).

Des pulvérisations phéniquées pour affaiblir la sensibilité et supprimer la douleur du traumatisme (*Ibidem* et *Thérap. contemp.*)

Médecine des chemins de fer. — Côté médico-légal de l'affaire du chauffeur E...... contre l'État belge (*Lille*, 1880).

Idem. — Simulation des douleurs d'origine traumatique; diagnostic par les courants induits et interrompus (*Journal des Sc. méd. de Lille* et *Gaz. des hôp.*, 10-13 sept. 1881).

Idem. — Complications tardives observées à la suite de grands traumatismes par accidents de chemins de fer. (*Lecture à la Société de Chirurgie de Paris*, 5 oct. 1881).

PUBLICATIONS DU JOURNAL DES SCIENCES MÉDICALES DE LILLE.

ÉTUDE SUR LA RÉDUCTION

DE LA

LUXATION DU POUCE EN ARRIÈRE

AU MOYEN DES MANŒUVRES DE DOUCEUR.

PAR LE D^r FR. GUERMONPREZ.

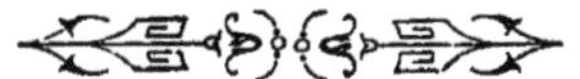

PARIS,
LIBRAIRIE J.-B. BAILLIERE ET FILS,
19, RUE HAUTEFEUILLE, 19
(près du boulevard Saint-Germain).
1882.

ÉTUDE SUR LA RÉDUCTION

DE LA

LUXATION DU POUCE EN ARRIÈRE

AU MOYEN DES MANŒUVRES DE DOUCEUR.

On a tant écrit sur les difficultés de la réduction, sur les dangers des manœuvres et sur les insuccès opératoires de la luxation du pouce en arrière, qu'il peut paraître étrange de revenir sur les manœuvres de douceur.

En effet, les nombreux procédés et leurs modifications plus nombreuses encore dans les publications récentes ne sont rien moins que des procédés de douceur. La force du chirurgien ne suffit pas : il faut recourir aux instruments, aux lacs, aux aides, aux deux poinçons de Malgaigne et de Blandin, et même aux sections sous-cutanées.

Qu'il nous soit permis de rappeler que tous ces moyens sont justifiés lorsque la luxation, modifiée par des manœuvres de traction, est devenue COMPLEXE, suivant l'heureuse expression de M. Farabeuf. L'observation suivante démontre une fois de plus l'utilité des manœuvres de douceur, alors que la luxation est encore VIERGE de toute manœuvre intempestive. La luxation peut être complète, mais il faut qu'elle soit *sim-*

plement complète, comme le dit judicieusement le chirurgien dont nous venons de citer le nom.

En présence d'une luxation du pouce encore intacte, le chirurgien ne doit donc pas être trop plein du souvenir des procédés de force ; il doit se garder de commencer par des manœuvres de traction.

Il est indiqué de tenter la réduction par la douceur.

OBSERVATION. — Sophie **M.**, concierge, âgée de 57 ans, tombe sur le sol recouvert de scories, la main largement ouverte et les doigts écartés. Elle ressent aussitôt une très vive douleur vers le pouce droit ; elle croit que pour causer une douleur aussi vive, son pouce doit être cassé.

Aussitôt après l'accident, elle présente la déformation du pouce en **Z**, avec un raccourcissement d'un centimètre environ. La phalange métacarpienne est presque à angle droit sur la face dorsale du métacarpien, et la phalange unguéale, fléchie sur la précédente, est assez exactement parallèle à l'os du métacarpe. On sent nettement la tête du métacarpien très saillante et on distingue tous ses contours immédiatement sous la peau de la face palmaire. Par le palper du côté dorsal, on trouve une encoche en angle droit que la tension du tendon extenseur empêche de bien apprécier par une simple inspection.

Tous les mouvements du pouce sont d'ailleurs totalement impossibles ; ceux de l'articulation trapézo-métacarpienne sont limités par la douleur.

Enfin il existe une très vive sensibilité au niveau des ligaments latéraux et surtout au niveau des parties inférieure et postérieure de la tête métacarpienne.

La mobilité de l'article est presque nulle dans le sens transversal.

On sait que bien des chirurgiens, frappés de l'étendue de la mobilité de l'article, ne peuvent se défendre d'un réel étonnement en présence de la difficulté de la réduction par les manœuvres d'extension.

Après avoir reconnu le peu de mobilité transversale, je voulus apprécier l'étendue de la mobilité dans le sens antéro-postérieur. Je cherchai à faire glisser la partie supérieure de la phalange sur la face dorsale du métacarpien.

Préoccupé avant tout de ne pas rendre la luxation complexe par le renversement du ligament glénoïdien , je me gardai de toucher les parties périphériques du pouce.

Mes deux pouces étant appliqués sur la face dorsale de la phalange et mes deux index prenant point d'appui sur la tête du métacarpien , je fis glisser doucement la partie articulaire de la phalange sur le dos du métacarpien correspondant. Ce glissement s'effectua lentement , sans que j'aie éprouvé la moindre résistance , ni le plus petit frottement dur. Tout d'abord indolore, cette manœuvre devint peu à peu plus pénible, jusqu'à être insupportable à la blessée. Je ne crus pas devoir insister, bien que je n'eusse fait aucun effort , aucune secousse de coaptation.

Examinant alors le résultat, la patiente fut aussi surprise que moi-même de trouver la luxation totalement réduite.

Les mouvements trapézo-métacarpiens étaient libres ; ceux des phalanges du pouce presque nuls et très lents étaient cependant possibles.

Restaient les signes de l'entorse.

Le lendemain de l'accident , 2 juillet , les signes d'une violente arthrite sont tous manifestes. Les compresses imbibées de liquides astringents sont supprimées. (Une sangsue, bains tièdes, cataplasmes chauds, un purgatif.)

Le 3 juillet , l'amélioration est insuffisante. (Trois sangsues.)

A partir du 4 juillet , tous les symptômes de l'état aigu disparaissent.

Ce n'est toutefois que vers le 25 , c'est-à-dire environ trois septenaires après l'accident , que cette femme recouvre assez de forces pour faire une lessive, et assez de dextérité pour pincer l'aiguille et coudre.

Le 1ᵉʳ août , l'étendue des mouvements du pouce n'est pas redevenue complète ; il reste une certaine tuméfaction de l'article avec sensibilité modérée à la pression des parties antérieure et latérales de l'interligne articulaire.

Par une curieuse coïncidence , la *Gazette des Hôpitaux* du 27 juillet publie une observation de M. le Dʳ L. Blanc. Il s'agit d'une luxation interphalangienne, non du pouce, mais du gros orteil. La réduction a été tout aussi facile que chez notre blessée (1).

Sans nous écarter des luxations métacarpo-phalangiennes du pouce, nous pouvons trouver des faits non moins intéressants que le nôtre.

Au rapport de Malgaigne (2), en 1813, Ballingal aurait dû « un succès tout à fait inopiné » à l'emploi d'une simple pression sur l'extrémité de la phalange luxée (3).

En 1839, un succès analogue a été obtenu à Paris pour ainsi dire par surprise, dans le service de Velpeau à la Charité. Le chroniqueur des services hospitaliers prend soin de spécifier qu'il s'agit d'une luxation de la première phalange du pouce en arrière, à la suite d'une chute sur la paume de la main. « Mais, ajoute-t-il, dans ces cas on ne sait en réalité sur quoi compter : tantôt les os se remettent en place comme par enchantement, tantôt la luxation est irréductible malgré les efforts les plus soutenus et les plus sagement dirigés. Dans le cas dont il s'agit, on a exercé pendant trois ou quatre minutes des efforts de traction inutiles sur le pouce, à l'aide d'une bande passée en nœud coulant ; elle a même cassé avant qu'on eût pu obtenir un changement bien notable dans la disposition anormale des os. *Ce n'a été qu'à l'aide d'une pression directe d'arrière en avant sur l'extrémité métacarpienne de la première phalange, que la réduction a été immédiatement produite* (4). »

Tous ces faits expliquent le jugement des auteurs au sujet de la réduction des luxations du pouce en arrière. Le résultat

---

(1) En janvier dernier, M. le Dr Anderson a publié dans le *British Medical Journal* une note sur la réduction des luxations par refoulement. Il ne craint pas de préconiser ce moyen, même pour les luxations coxo-fémorales.

(2) *Traité des fractures et des luxations*. Paris, 1855, II, 738.

(3) *Edimburg Med. and Surg. Journal*. 1815, XI, 188.

(4) *Bull. gén. de Thérap.*, XVI, p. 125.

est parfois tout à fait irréalisable, et parfois d'une facilité surprenante (¹).

C'est précisément cette facilité même, qui inspirait la sévérité d'un rédacteur du *Bulletin de thérapeutique* de 1840, au sujet d'une luxation analogue : « On ne saurait trop s'élever, écrit-il, contre la méthode des extensions et contre les extensions directes, conseillées par quelques auteurs et mises en usage encore par plusieurs chirurgiens. » (T. XVIII, p. 197.)

Le procédé que nous avons employé paraît un peu oublié. Il est cependant indiqué par Hey (²), en 1810, sous le nom de *pression sans extension*.

Il est décrit par Gerdy en 1843 dans le *Journal de Chirurgie* (p. 87).

En janvier de cette même année, le journal *l'Expérience* avait publié de remarquables « considérations sur les luxations phalango-métacarpiennes » avec le détail des expériences cadavériques et des observations faites par le Dr Biechy dans le service de Marchal à Strasbourg. La première conclusion affirmait « qu'en thèse générale, les luxations métacarpophalangiennes sont irréductibles par les moyens ordinaires. » L'auteur ne conseillait rien moins que le débridement, par l'instrument tranchant, des parties qui font obstacle.

C'est comme réponse à ce mémoire que le prof. Gerdy adressa au journal *l'Examinateur médical* une lettre publiée en février 1843 pour exposer ses résultats. Il proteste très à propos que la réduction n'est aussi difficile, qu'à cause du procédé défectueux mis en usage pour l'effectuer, c'est-à-dire à cause de la méthode extensive. « Le fait est, écrit Gerdy, que je n'éprouve point ces difficultés, en me servant d'une méthode que je nomme *impulsive directe*, et qu'on pourrait appeler aussi *méthode par glissement*. »

---

(1) John Eric Erichsen. *The Science and Art of Surgery*. London, 1877, t. I, p. 493.

(2) Hey. *Practical obs. in Surgery*, first edit. 1803, and third edit. 1814.

Nous avons développé beaucoup moins de force que le comporte la description du maître. Gerdy employait tous les doigts de ses deux mains, « les quatre derniers doigts du chirurgien étant croisés les uns sur les autres sur la face palmaire de la main malade,.... les deux pouces étant appliqués derrière la phalange luxée et pressant sur elle d'arrière en avant, tandis que les deux indicateurs pressent sur la tête de l'os métacarpien d'avant en arrière. »

La réduction, que nous avons pratiquée, a été notablement plus aisée, bien que d'une certaine lenteur. Nous n'avons eu nul besoin « d'un mouvement de bascule pour achever la réduction » La manœuvre a été aussi simple que possible.

C'est celle qui a, dit-on, souvent réussi au prof. Langenbeck, avec cette différence que celui-ci, loin de l'employer avec simplicité, en faisait un procédé de force.

« Le sujet est d'abord chloroformisé ; puis, lorsque l'anesthésie est complète, le chirurgien saisit à pleines mains le pouce luxé, et le porte dans une extension forcée, le renversant, pour ainsi dire, presque entièrement sur la face dorsale du métacarpien, en même temps que *l'extrémité de son doigt indicateur* de l'autre main *pousse en haut la tête du métacarpien, et que son pouce presse en bas l'extrémité luxée de la première phalange.*

» Les extrémités osseuses poussées ainsi l'une vers l'autre, il suffit de porter rapidement dans une forte flexion le pouce luxé, pour que les os se replacent dans leurs rapports naturels. » (1)

Pas plus que Gerdy, nous n'avons eu recours à l'anesthésie, même incomplète.

Aucun mouvement de flexion n'a été imprimé au pouce. Au moment où l'impulsion simple fut interrompue, la réduction était complète.

---

(1) Dr Verhaeghe, d'Ostende. *Presse méd.*, mars 1855. *Bull. gén. de Thérap.*, Paris, 1855, XLVIII, p. 235.

C'est encore en portant tout l'effort sur la tête du métacarpien d'une part, sur la partie correspondante de la phalange d'autre part, que M. le Dr Jules Roux obtint un résultat inespéré à l'aide de son appareil polydactyle et à compression. On avait employé sans succès le chloroforme, la clef, l'extension, etc. (1) La luxation, rendue complexe, était justifiable des procédés de force. Aussi n'insisterons-nous pas.

Pour le même motif, nous nous bornerons à signaler le procédé de la lanière de cuir, mouillée et disposée en nœud dit *verbaumknopf.* (2)

Le procédé d'impulsion directe est surtout intéressant parce qu'il peut appartenir à la méthode de douceur, et qu'il permet d'obtenir la réduction, pour ainsi dire, par surprise.

Ce que nous avons trouvé de moins éloigné de ce type a été présenté par M. le Dr Benoît à la Société de médecine du Haut-Rhin.

« Après avoir vainement eu recours aux tractions directes et à la clef de Vidal, ce praticien plaça la main (blessée) sur le bord d'une table et la fit maintenir par un aide, de façon à faire porter sur cet appui l'éminence thénar seule. Il appuya *fortement* le pouce de la main gauche sur la saillie postérieure de la phalange luxée ; puis, de l'autre main, il releva l'extrémité du doigt luxé, *tout en poussant en avant l'extrémité sur laquelle il appuyait son pouce gauche et qu'il sentit glisser jusque vers la tête du premier métacarpien.* Alors, l'os étant dans les mêmes rapports qu'au moment où la luxation fut produite, par un mouvement exagéré d'extension ; M. Benoit ramena la phalange dans le sens de la flexion, en maintenant, pendant ce mouvement, les surfaces articulaires en rapport par la pression constante de son pouce gauche, et la luxation fut réduite (3). »

---

(1) Nouveau procédé de réduction de la luxation du pouce à l'aide des appareils polydactyle et à compression. *Bull. de Thérap.*, 1860, LVIII, 585·

(2) *Revue méd. franç. et étr.*, 1875, II, p. 73.

(3) Cf. *Journal de Méd. et Chir. prat.* Paris, 1850, XXI, p. 513, art. 4153.

L'idée de prendre point d'appui sur le bord d'une table est évidemment très bonne ; mais c'est transformer sans nécessité un procédé de douceur en procédé de force. Quant au final mouvement de flexion, pratiqué par M. Benoit et par les autres chirurgiens signalés, nous n'en avons pas trouvé la nécessité.

Il est peu probable d'ailleurs que notre préoccupation de ne pas favoriser l'interposition du ligament glénoïdien nous ait empêché d'apprécier un soubresaut de réduction, un mouvement de coaptation.

La facilité de la manœuvre pratiquée sans précipitation nous explique le jugement si autorisé de Malgaigne : cette méthode est celle qui a le plus souvent réussi (p. 740).

Nous retenons donc, sinon la description de Gerdy, du moins son conseil. Après avoir employé toute sa main pour opérer la réduction, il propose d'agir avec un seul indicateur sur le métacarpien, et avec un seul pouce sur la phalange.

Il nous faut cependant revenir sur la lenteur des mouvements, sur le calme pour ainsi dire placide du chirurgien pendant cette manœuvre si simple. Gerdy en apprécie l'importance : « Je repousse *doucement et peu à peu* », écrit-il ; et plus loin il y revient : « J'attire *doucement*, en faisant glisser la phalange... » C'est là, en effet, une condition *sine quâ non*.

Sous cette réserve, nous pensons, après le Dr Japiot (Thèse de Paris, 1875), que cette méthode *de douceur* est celle qui favorise le moins l'interposition du ligament glénoïdien.

Mais il nous est difficile d'apprécier comment ce même auteur juge cette méthode « encore défectueuse » (p. 71). Il est probable que l'impulsion simple n'aura pas été distinguée de l'impulsion avec flexion soit en avant, soit en arrière.

Le véritable défaut du procédé, c'est que la méthode ne soit pas applicable à tous les cas.

Quand la luxation est complète, alors que la tête du métacarpien est absolument sous-cutanée, la réduction peut être obtenue par impulsion directe, témoin le fait relaté ci-dessus. La luxation la plus complète peut être ainsi réduite.

Mais quand la luxation n'est plus seulement complète, mais encore complexe, alors que le ligament glénoïdien est renversé sur la surface articulaire de la phalange, alors que les os sésamoïdes regardent, non plus en arrière, mais bien en bas, dans ce cas, nous croyons la méthode d'impulsion simple et douce absolument insuffisante.

Nous n'examinerons pas ici si, comme le pense M. Japiot, ce procédé semble plus apte que les autres à dégager le ligament glénoïdien lorsqu'il est déjà interposé.

Qu'il suffise de rapprocher d'une part l'expression de Gerdy, qui trouve son procédé tout simple et n'éprouve pas les difficultés des autres ; et d'autre part l'appréciation de tant de praticiens qui justifient le mot d'Adolphe Richard (p. 86) : « Il est peu de chirurgiens qui ne soient, comme on dit, demeurés en affront devant les luxations du pouce en arrière ! »

Un contraste aussi grand entre deux jugements également autorisés peut avoir son interprétation. Gerdy se trouvait en présence de luxations complètes, il est vrai ; il se gardait de les rendre complexes, et il réussissait toujours sans difficulté parce qu'il réalisait toujours les véritables conditions du succès, ainsi que l'observe judicieusement M. Terrillon [1].

Un trop grand nombre d'autres chirurgiens ne songent même pas à un procédé « de douceur » en présence de la luxation du pouce en arrière.

Sans vouloir attribuer au fait relaté ci-dessus une importance que ne saurait avoir un fait isolé, et sans oublier l'insuccès de Malgaigne lui-même (p. 740), nous proposons une distinction importante.

---

(1) Cet auteur pose « EN FAIT, que la luxation métacarpo-phalangienne du pouce s'est toujours montrée réductible par la coaptation, toutes les fois que la manœuvre intempestive de la traction n'a pas été pratiquée. » O. Terrillon, *Du rôle de l'action musculaire dans les luxations traumatiques*. Paris, 1875, p. 56-57.

La luxation du pouce en arrière est complexe, ou elle ne l'est pas.

Dans le premier cas le pouce est parallèle à son métacarpien, dans le second il est renversé en Z.

Dans le premier cas, le ligament glénoïdien est interposé entre la face articulaire de la phalange et le dos du métacarpien, dans le second il ne l'est pas.

Dans le premier cas, la méthode d'impulsion simple est absolument et toujours insuffisante ; dans le second, cette même méthode de coaptation peut parfaitement réussir. Et, si elle est employée avec soin, elle peut mériter la qualification « méthode de douceur ».

Nous résumerons donc notre pensée dans cette unique *conclusion* :

La luxation du pouce en arrière, encore vierge de toute traction, peut être réduite par une véritable manœuvre de douceur, à l'aide du procédé de Hey et Gerdy, pratiqué exactement et surtout lentement.

Lille Imp. L. Danel.

148

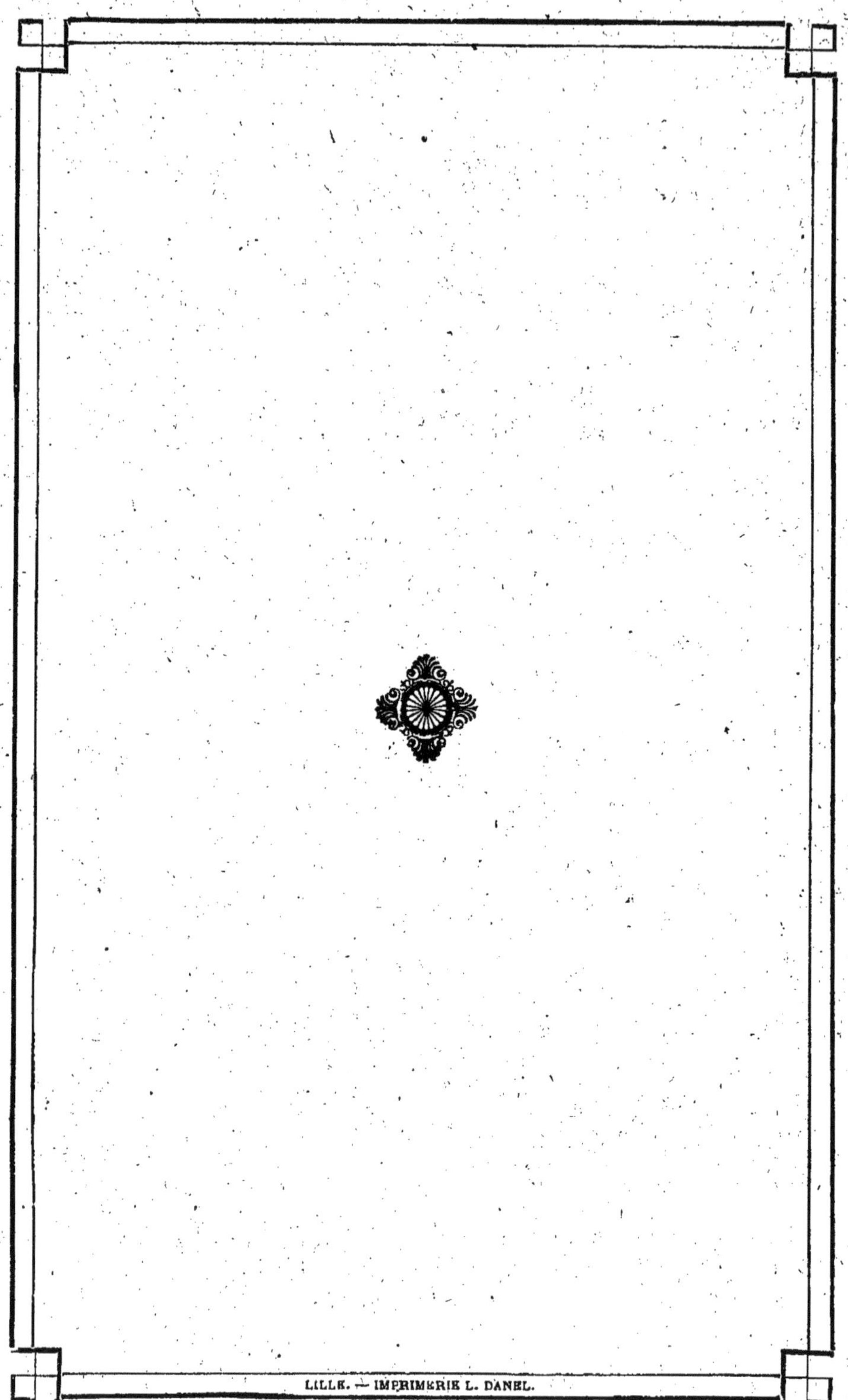

LILLE. — IMPRIMERIE L. DANEL.

www.ingramcontent.com/pod-product-compliance
Ingram Content Group UK Ltd.
Pitfield, Milton Keynes, MK11 3LW, UK
UKHW022347170726
13837UKWH00005BA/2478